ÉTUDE

SUR LA

CONJONCTIVITE GRANULEUSE

EN ALGÉRIE ET EN TUNISIE

ÉTIOLOGIE, PROPHYLAXIE, TRAITEMENT

PAR

Le Dʳ Emile VINANT

MÉDECIN ADJOINT DE L'ASILE NATIONAL DE VINCENNES

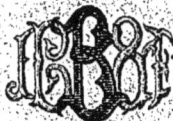

nº 64
1899

PARIS

LIBRAIRIE J.-B. BAILLIÈRE et FILS

19, RUE HAUTEFEUILLE, PRÈS DU BOULEVARD SAINT-GERMAIN

1899

ÉTUDE

SUR LA

CONJONCTIVITE GRANULEUSE

EN ALGÉRIE ET EN TUNISIE

57

DU MÊME AUTEUR :

_____

Valeur de la Gastrostomie dans le Cancer de l'Œsophage.
Paris, 1889.

_____

ÉTUDE

SUR LA

CONJONCTIVITE GRANULEUSE

EN ALGÉRIE ET EN TUNISIE

ÉTIOLOGIE, PROPHYLAXIE, TRAITEMENT

PAR

Le Dr Émile VINANT

MÉDECIN ADJOINT DE L'ASILE NATIONAL DE VINCENNES

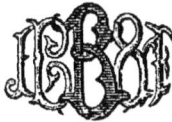

PARIS

LIBRAIRIE J.-B. BAILLIÈRE et FILS

19, RUE HAUTEFEUILLE, PRÈS DU BOULEVARD SAINT-GERMAIN

—

1899

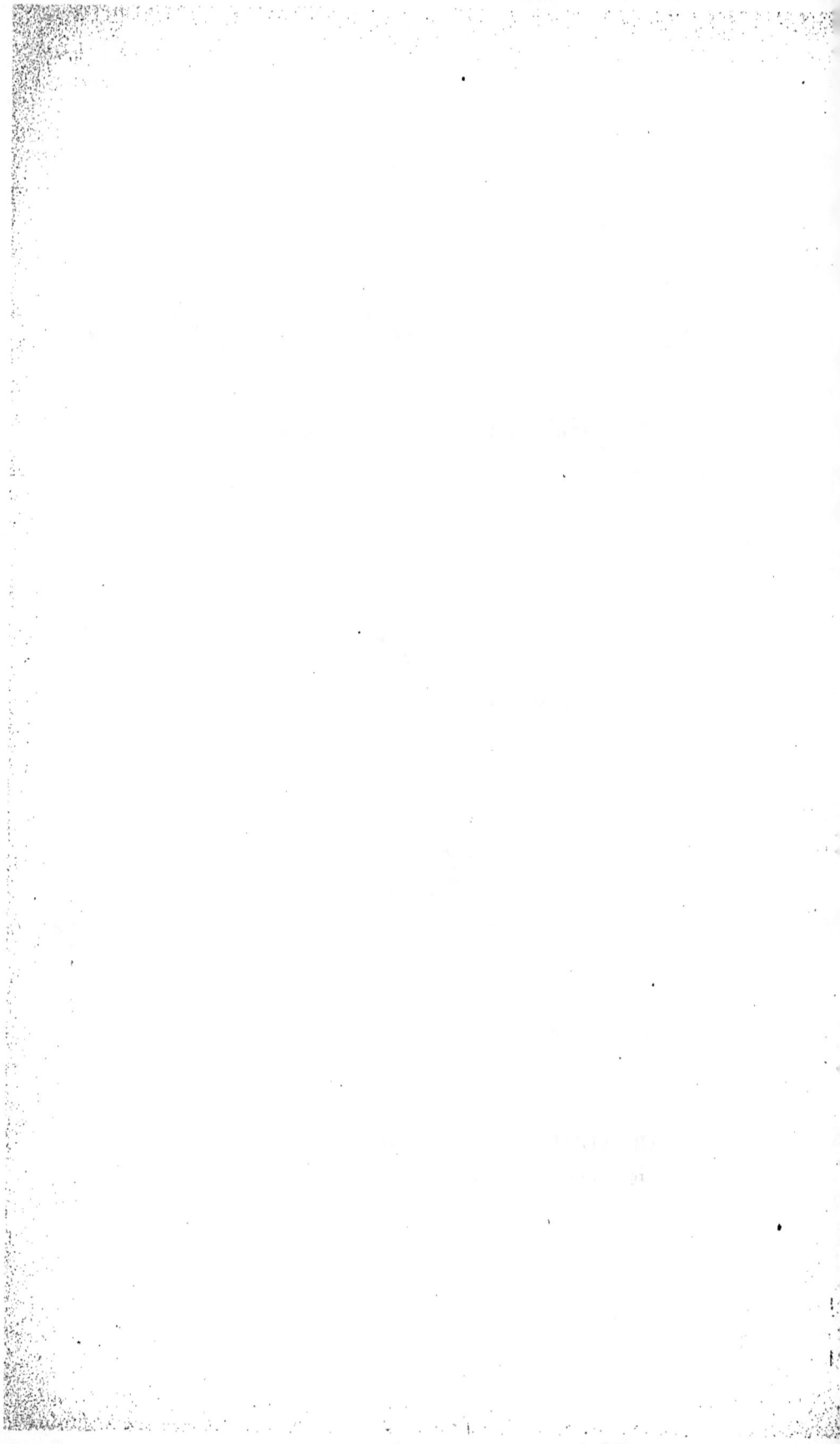

ÉTUDE

SUR LA

CONJONCTIVITE GRANULEUSE

EN ALGÉRIE ET EN TUNISIE

AVANT-PROPOS

Nous avons eu l'honneur d'être chargé par le Ministère de l'Intérieur, en mars 1898, d'une mission à l'effet d'étudier en Algérie et en Tunisie la conjonctivite granuleuse, son étiologie, sa prophylaxie et son traitement. Nous venons aujourd'hui exposer le résultat de notre enquête et les conclusions auxquelles nous sommes arrivé par l'examen impartial des faits qu'il nous a été donné d'observer.

Nous n'avons pas eu la prétention de refaire la pathogénie du trachôme : la tâche que nous nous sommes imposée est beaucoup plus modeste. Étudier sur place une affection intéressante par elle-même, par sa genèse, par son évolution et surtout par les lésions irrémédiables dont elle est parfois suivie, rechercher ses causes multiples, tenter dans la mesure de nos faibles moyens la découverte du bacille pathogène, synthétiser les mesures prophylactiques qui nous ont été suggérées par de bienveillants et sagaces confrères, proposer celles qui nous ont paru devoir exercer une action utile sur l'endiguement et sur la suppression possible du mal, tel a été notre but.

Puis, dans un court aperçu, nous avons tenu à exposer la pratique locale, tant médicale que chirurgicale, pratique essentiellement variable d'ailleurs suivant les régions et suivant les théories admises par tel ou tel confrère, mais toujours inspirée, nous avons été heureux de le constater, des dernières données scientifiques.

Bien que forcément rapide, notre enquête, faite avec le souci constant de rechercher l'étendue exacte du fléau par des observations personnelles, nous a conduit dans les trois provinces Algériennes et dans la plus grande partie de la Tunisie. Partout nous avons rencontré auprès de nos confrères, tant civils que militaires, auxquels nous nous sommes adressé, l'accueil le plus bienveillant, la sympathie la plus vive. Qu'ils reçoivent ici l'assurance de nos bien sincères remerciements.

Mais nous manquerions au devoir le plus élémentaire si nous n'exprimions nominativement notre vive gratitude à ceux dont nous avons mis plus particulièrement à l'épreuve l'obligeante confraternité, à ceux qui nous ont communiqué les résultats de leur expérience personnelle ou qui nous ont permis, en nous laissant assister à leurs

consultations, de recueillir de précieux enseignements.
Les noms des docteurs Maraval, d'Oran, Trolard, directeur de l'Institut Pasteur d'Alger, Legrain, de Bougie,
Dicquemare, de Biskra, Barrier, de Zaghouan et Cuénod,
de Tunis, resteront intimement liés au souvenir de notre
mission.

Avec intention, nous avons négligé de puiser à des
sources officielles les éléments de notre enquête. Sans
doute, la tâche eût été plus aisée et l'amour-propre de
quelques confrères y eût trouvé son compte. Mais il nous
a paru plus intéressant, et aussi plus correct, de nous
livrer à des recherches personnelles et si nous avons men-
tionné dans le cours de notre travail les opinions d'un certain nombre d'auteurs sur la question, c'est uniquement
pour faire ressortir la conformité ou l'antagonisme exis-
tant sur quelques points entre les conclusions de certains observateurs et les nôtres. Nous n'ignorions pas les
remarquables services de Clinique ophtalmologique que
possèdent Alger et Mustapha et nous connaissions les noms
et les titres scientifiques des éminents professeurs d'oph-
talmologie de l'Ecole d'Alger, dont l'érudition est au-dessus de toute discussion. A aucun moment nous n'avons eu
la pensée de faire échec à leur autorité ou à leur enseignement. Ce que nous avons voulu, c'est combattre à côté
d'eux, avec eux, pour la bonne cause et joindre notre
effort au leur pour arriver au même but: la disparition
du trachôme du territoire Algérien. Aussi désirons-nous

ignorer toujours les noms de ceux qui, dénaturant le sens et la portée de notre enquête, n'ont pas craint de chercher à nous être personnellement désagréables en suscitant une petite campagne dans la presse médicale et politique d'Alger. Nous nous contentons de regretter pour eux l'emploi de pareils procédés. Le vieil adage sera donc toujours vrai : *Invidia medicorum pessima!*

Nous nous sommes efforcé d'indiquer aussi exactement que possible la source de nos citations et de nos renseignements; mais parmi les documents les plus intéressants qu'il nous a été donné de consulter, nous devons citer la remarquable enquête faite sur place, en 1894, par le professeur Bruch, d'Alger. Ce travail, qu'a bien voulu nous offrir le très distingué et très aimable directeur de l'Institut Pasteur d'Alger, fait le plus grand honheur à ceux qui y ont contribué et à celui qui en a pris l'heureuse initiative. Ce serait faire œuvre éminemment utile que le continuer ou le reprendre périodiquement.

Nous ne saurions terminer cet avant-propos sans adresser la sincère expression de notre respectueuse gratitude à M. René Millet, Résident général de France à Tunis et à M. le marquis de Torcy, Secrétaire général de la Résidence qui, après nous avoir réservé le plus aimable accueil nous ont procuré, avec une bienveillance qui nous a profondément touché, les moyens matériels de mener à bien notre enquête en Tunisie.

Paris, Mars 1899.

I. — ETIOLOGIE

Il nous a paru indispensable, pour qu'il soit possible d'exposer avec quelque clarté et d'étudier avec fruit une question aussi complexe que l'étiologie du trachôme en Algérie et en Tunisie, d'établir des divisions et des subdivisions. Si le procédé est fâcheux au point de vue littéraire, il est du moins avantageux pour une plus facile et plus nette compréhension du sujet. Nous avons donc établi deux grandes divisions : dans la première, nous parlons de l'Etiologie générale du trachôme et nous y faisons entrer tous les éléments susceptibles d'influer sur son éclosion ou sa propagation (influences topographiques et atmosphériques, action exercée par la race, le sexe, l'âge, la profession, l'habitat, etc.); — dans la seconde, nous examinons son Etiologie spéciale, les véhicules de l'agent pathogène, le bacille probable.

1. — ÉTIOLOGIE GÉNÉRALE

Influences topographiques. — L'Algérie se divise en trois zônes bien distinctes : au nord le *Tell*, région fertile, facilement colonisable, arrosée par des pluies périodiques et subdivisée elle-même en trois parties : le *Sahel* (rivage) formé de petites collines avoisinant la mer et délimité au sud par des plaines, l'*Outa*, désignant plus spécialement les vallées situées à quelque distance du littoral et le *Djebel* ou montagne, allant jusqu'à la région des *Hauts-Plateaux*.

Plus au sud, *les Hauts-Plateaux*, moins cultivés, habités par de nombreux Arabes pasteurs et ne renfermant que des pâturages.

Enfin le *Sahara*, vaste mer intérieure desséchée, s'étendant sur près de 45 millions d'hectares et habitable seulement sur quelques points : les oasis.

La Tunisie présente la même disposition, quoique moins régulière, en raison de la configuration de son littoral.

Or, il était intéressant de rechercher dans quelles proportions la conjonctivite granuleuse qui occupe tout le pays était susceptible de varier, suivant la nature du sol et l'altitude plus ou moins grande des régions observées. C'est ce que nous nous sommes efforcé de déterminer.

Il est d'enseignement classique que l'altitude joue un rôle

très-important dans l'étiologie de l'affection qui nous occupe.
Presque tous les auteurs sont d'accord pour admettre qu'en
Europe à partir de 250ᵐ. et en Algérie, à partir de 800ᵐ.
le trachôme est très-rare. Le Professeur Panas écrit (1) : « L'al-
« titude semble constituer une condition de premier ordre
« pour faire perdre au trachôme sa gravité et même le ren-
« dre inconnu dans les régions élevées. » Il est probable, il
est même certain qu'en Europe, la proposition est exacte,
mais il nous est impossible de l'admettre en ce qui concerne
l'Algérie et la Tunisie. Du Nord au Sud, de l'Est à l'Ouest, du
littoral méditerranéen aux plus hauts plateaux de la Kabylie
ou de l'Aurès, le trachôme sévit avec une intensité à peu
près égale. Qu'autrefois, lorsque les communications étaient
moins fréquentes et moins faciles entre les différentes régions, la maladie fût plus rare dans les localités élevées, le
fait est très-admissible, mais aujourd'hui il n'en est plus de
même, et jusqu'à une altitude de plus de 1200ᵐ. nous n'a-
vons trouvé aucune différence au point de vue du nombre
des granuleux.

L'intensité des accidents consécutifs est-elle atténuée par
l'altitude? Peut-être, et cependant nous n'oserions pas l'affirmer d'une manière absolue. Nous avons en effet parcouru
un grand nombre de villages en Kabylie, entre Tizi-Ouzou,
Fort-National (916ᵐ.), Michelet (1200ᵐ.) et Akbou; partout
nous avons rencontré quantité de granuleux. Dans deux
petits villages situés entre la Maison Cantonnière (1240ᵐ.)
et le col de Tirourda (1760ᵐ.), au milieu des neiges (avril
1898) nous avons eu la curiosité de rechercher dans quelles
proportions les enfants étaient atteints. Sur 30 enfants pris

(1) PANAS. — Traité des maladies des yeux, t. II, p. 231.

au hasard, 18 portaient des granulations, deux avaient perdu un œil ! Dans une toute autre région, à Khenchela (1100ᵐ.) les granuleux pullulent et les mendiants borgnes ou aveugles sont légion. Dans les villages situés au-dessus de Souk-Ahras (700ᵐ.) et aux environs de Tebessa (900ᵐ.) même fréquence des granulations et aussi mêmes lésions irrémédiables.

Nous sommes donc autorisé à affirmer d'une manière absolue que l'altitude ne constitue, en Algérie, qu'une bien faible barrière à la dissémination du trachôme.

En plaine, plus de la moitié de la population est granuleuse. Dans les nombreuses observations que nous avons prises, soit à Sᵗ-Denis-du-Sig et dans la vaste plaine du Sig, soit en parcourant la Metidja et les environs immédiats d'Alger, soit dans l'Enfida et sur les routes de Sousse à Kairouan et à El-Djem, partout nous avons rencontré la gamme complète des granulations, depuis l'aspect velouté de la conjonctive jusqu'à la forme myxomateuse. Il n'est pas de village algérien, si peu important qu'il soit, qui ne renferme plusieurs aveugles et de nombreux borgnes de par le trachôme.

Cependant, dans certaines régions, l'endémie granuleuse nous a paru revêtir un caractère plus particulièrement malin. C'est ainsi qu'à Biskra, par exemple, et dans les oasis qui l'entourent, les complications cornéennes abondent : Kératites aiguës et chroniques, abcès et nécroses de la cornée, pannus et glaucomes y sont extrêmement fréquents. L'aimable Dʳ Dicquemare, maire de Biskra et médecin de l'hôpital civil, n'a pas manqué de nous signaler le fait et l'on ne saurait croire combien sont fréquents les staphylômes de la cornée chez les malades qui entrent à l'hôpital pour une affection quelconque. — Sidi Okba et Touggourt fourmillent de granuleux, parmi lesquels un très grand nombre présentent d'épais leucomes ou un œil réduit à l'état de moignon. Ces complications sont-elles dues à l'intensité de la lumière ou au sable qui, en se fixant sur la cornée, crée de multiples portes d'entrée à l'infection trachomateuse ? Les deux hypothèses sont admissibles et probables.

Un fait important à noter est l'aggravation indéniable du trachôme dans les régions marécageuses. De nombreux observateurs avaient déjà noté cette influence : nous avons pu la constater nous-même, en parcourant la vaste région marécageuse qui avoisine Bougie. Le Dr Paul, d'Oran, et le Dr Bordo, de Cheragas, avaient insisté en 1894 sur cette influence nocive du paludisme (1).

Tout dernièrement (avril 1898) la question s'est élargie et le Dr Thiébaut, d'Alger, a publié une importante monographie ayant pour but d'établir l'identité d'origine de la malaria et du trachôme. « Si, dit-il, on remarque la simultanéité des « poussées granuleuses et des fièvres palustres, on est porté « à admettre que ces deux endémies à marche parallèle sont « dûes au même micro-organisme ou tout au moins à des « agents similaires évoluant dans des conditions de milieu « identiques » (2). Quel que soit l'avenir réservé à cette séduisante conception étiologique, nous devons, pour le moment, nous contenter d'émettre cette simple affirmation : *la malaria aggrave le trachôme.*

Influences atmosphériques. — En quelle saison la conjonctivite granuleuse évolue-t-elle avec le plus de vio-

(1) PAUL et BORDO. — Travaux du Comité d'Études des Questions médicales particulières à l'Algérie. Juin 1894. Alger.
(2). THIÉBAUT. — De l'origine probable du trachôme en Algérie. « *La Clinique ophtalmologique* ». Paris, 10 Juillet 1898.

lence? A l'époque des grenades, dit-on, dans la province d'Oran. — Lors de la récolte des dattes, affirme-t-on dans tout le Sud. — Quand les cactus ou les platanes sont en fleurs, prétend-on un peu partout. La vérité est que ces influences sont tout au moins douteuses et nous pensons qu'il faut envisager la question de l'action de la température et des agents atmosphériques de la façon suivante : tous les granuleux subissent au mois d'avril et au mois de novembre une poussée plus ou moins aiguë, suivant les conditions sociales dans lesquelles ils vivent et aussi suivant leur prédisposition individuelle. Chez les uns, l'intensité de la lumière amènera une photophobie douloureuse, accompagnée de poussées congestives du côté des conjonctives; chez les autres, le sable, surtout quand souffle le sirocco, provoque par son contact l'irritation de la couche superficielle de la cornée; chez d'autres enfin, dans le Sud, chez les Arabes qui couchent l'été en plein air sans avoir soin de se couvrir les yeux, le rayonnement nocturne peut causer une hyperhémie conjonctivale qui fait rapidement passer l'affection du stade latent ou subaigu au stade inflammatoire, puis purulent.

L'état hygrométrique de l'air a une influence marquée sur le développement de la granulation. Le Dr Legrain, de Bougie, qui a vécu au milieu des Chambaa d'El-Oued, région où les pluies sont rares, a bien voulu nous faire part de ses observations. Il a remarqué que chez eux le trachôme était moins fréquent et moins grave que dans les régions voisines, dans le Souf, par exemple, où les pluies sont plus abondantes. Mais il convient d'ajouter que les Chambaa se tiennent plus proprement que les gens du Souf et « peut-être, « dit notre confrère, est-ce plutôt à cette raison qu'à la pri-

« vation d'eau qu'il faut attribuer cette immunité relative. »

Quoi qu'il en soit, le vent, la chaleur et surtout la chaleur humide paraissent influer fâcheusement sur le développement de la granulation.

Cette manière de voir est encore confirmée par le docteur Thiébaut, d'Alger, qui a consacré à ce point spécial une consciencieuse étude dont nous nous faisons un plaisir de détacher les lignes suivantes. Nous y voyons en effet confirmées avec autorité les conclusions que nous avons tirées, soit des observations faites par plusieurs de nos confrères Algériens, soit des renseignements obtenus directement d'un certain nombre de malades. « Toutes les fois, dit-il, que la dessica-
« tion du sol est générale (période estivale), ou que la terre
« imprégnée d'eau est refroidie et incapable de s'échauffer
« sensiblement, en raison de l'obliquité et du peu de durée
« d'action des rayons solaires (période hivernale) les acci-
« dents granuleux aigus sont rares, et nous n'avons que des
« chroniques, chez lesquels l'évolution granuleuse semble
« comme endormie ; les cas récents sont infiniment rares,
« sinon nuls.

« En revanche, quand les premières pluies viennent à hu-
« mecter la surface du sol surchauffé, trois semaines ou un
« mois après leur apparition, surgissent les granuleux avec
« une première évolution morbide ou d'anciens avec acci-
« dents aigus. C'est presque exclusivement dans cette pé-
« riode (automnale), que se déroulent les complications cor-
« néennes. Cela dure jusqu'à ce que l'imprégnation de la
« terre par l'eau en ait amené le refroidissement.

« Le même phénomène, mais par mécanisme inverse, se
« reproduit lorsque le soleil, reprenant ses droits, fournit à
« la terre un nombre de calories de plus en plus élevé, en

« même temps que les chutes d'eau se font de plus en
« plus rares et de moins en moins copieuses (période prin-
« tanière) (1). »

La question nous paraît définitivement résolue aujour-
d'hui, et si nous y avons insisté, c'est que cette solution est
susceptible d'éclairer d'un jour nouveau certains côtés encore obscurs de l'affection et d'avoir une portée incontestable
au point de vue prophylactique.

Races. — Abordons maintenant un point de l'histoire
du trachôme plus complexe parce qu'infiniment plus difficile
à étudier, car pour l'élucider complètement il faudrait des
chiffres, beaucoup de chiffres et les statistiques sont plutôt
rares. Nous entendons parler de la réceptivité plus ou moins
grande des différentes races.

L'observation personnelle d'un praticien, même très éru-
dit et très attentif, est forcément incomplète, car sa pratique ne
s'exerce que dans une région très limitée et sur des éléments
de population spéciaux à cette région. Nous avons cependant cherché, en puisant aux sources les plus autorisées,
en examinant de près et en discutant les documents que
nous avons pu consulter, à présenter une vue d'ensemble
sur la répartition du trachôme dans la population algérienne.

Voyons tout d'abord de quels éléments se compose cette
population si diverse en ses origines et en sa manière de
vivre.

L'Algérie compte 4.124.832 habitants se répartissant,
par nationalités de la façon suivante : Indigènes : 3.865.972 ;
ces indigènes sont composés: de Berbères ou Kabyles,
aborigènes sédentaires, réfugiés aujourd'hui presque exclu-

(1) THIÉBAUT. — *Loc. cit.*

sivement en Kabylie et dans l'Aurès; — d'Arabes, des-
cendants des premiers conquérants, vivant en grande partie
sous les tentes; — de Maures, qui sont les Arabes des villes,
— de Nègres, répandus surtout dans le Sud; — et de Juifs;
un peu partout. Les Tunisiens et les Marocains se trouvent
respectivement près des frontières de la Tunisie et du Maroc.

Français : 272.662.

Étrangers (Espagnols, Mahonnais, Italiens, Maltais, etc.) :
219.920.

En Tunisie : nous trouvons 1.600.000 habitants composés
à peu près des mêmes éléments. Les Français, Algériens,
Italiens, Anglo-Maltais, Juifs, etc., n'entrent guère que pour
un dixième dans ce total.

Or en 1894, le Dr Paul, d'Oran (1), publiait une statistique
établissant que sur 3559 granuleux qui se sont présentés à sa
consultation se trouvaient :

1675 Espagnols soit......................	$\dfrac{47.34}{100}$
1139 Français —	$\dfrac{32.03}{100}$
505 Israélites —	$\dfrac{14.118}{100}$.
135 Arabes —	$\dfrac{3.82}{100}$
102 Italiens —	$\dfrac{2.86}{100}$
3 Nègres —	

De son côté, le Dr Thiébaut (2), examinant séparément les

(1) PAUL. — Loc. cit.
(2) THIÉBAUT. — Travaux du Comité d'Études, etc. Avril 1894.

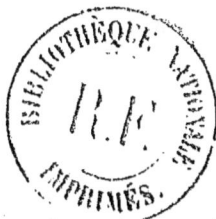

2

chiffres fournis par sa consultation gratuite et par sa consultation payante, trouvait que dans le premier cas, sur 2700 inscrits 1174 étaient granuleux, soit $\frac{43.48.}{100}$. La proportion se répartissait par nationalités, de la manière suivante :

Espagnols	$\frac{38.33}{100}$
Israélites	$\frac{20.52}{100}$
Français...........................	$\frac{18.15}{100}$
Italiens...........................	$\frac{10}{100}$
Maltais...........................	$\frac{3.32}{100}$
Arabes...........................	$\frac{2.97}{100}$
Mahonnais...........................	$\frac{2.22}{100}$
Suisses...........................	$\frac{0.28}{100}$
Allemands...........................	$\frac{0.08}{100}$

Dans le second cas, sur 2300 inscrits, 863 étaient granuleux soit $\frac{37.6.}{100}$. La proportion est un peu modifiée :

Nous trouvons en effet :

Français...........................	$\frac{35.6}{100}$
Israélites	$\frac{25.99}{100}$
Espagnols...........................	$\frac{22.42}{100}$

Italiens......................................	$\frac{5.31}{100}$
Mahonnais...................,..............	$\frac{3.58}{100}$
Arabes......................................	$\frac{3.46}{100}$
Maltais......................................	$\frac{2.89}{100}$
Suisses..........................	$\frac{0.57}{100}$
Allemands..........	$\frac{0.23}{100}$

Enfin le Dr Cuénod qui jouit à Tunis de la plus grande notoriété, mais qui n'a malheureusement pas encore eu le loisir d'établir une statistique exacte, nous a déclaré « que les « indigènes paient à l'affection le plus large tribut, puisque « ceux qui se présentent à la consultation non granuleux sont « une rareté » et il ajoute « que les Maltais et les Siciliens, « très nombreux dans la région, et qui vivent le plus souvent « misérablement, présentent une forte proportion de granu- « leux. »

Que conclure de ces observations prises en des points éloignés les uns des autres : Oran, Alger, Tunis?

A notre avis, les chiffres indiqués pour l'élément arabe sont bien au-dessous de la réalité, et la raison en est que, malgré les progrès de la civilisation, l'Arabe considère le trachôme, tantôt comme un mal nécessaire, envoyé par Dieu, et il l'accepte avec une passivité qui l'empêche d'aller consulter un spécialiste, tantôt comme une maladie qu'il faut soigner, mais alors il s'adresse soit à un médecin musulman qui a sa confiance, soit à un guérisseur vulgaire. Même remarque, atténuée, en ce qui concerne les Israélites. Dans la classe pauvre, ceux-ci se soignent moins facilement que les Européens où ils consultent des empiriques. Mais dans la classe aisée, ils se conforment de plus en plus aux dernières exigences de l'hygiène publique et privée. Une particularité intéressante à noter, et que nous avons maintes fois vérifiée à Tunis en particulier, est que les Israélites sont en général porteurs de granulations beaucoup plus considérables que le reste de la population. Leur volume est souvent double ou triple de celui des granulations communes. Il y a certainement là une question de race, car les enfants, même très jeunes, présentent déjà des granulations volumineuses.

En ce qui concerne l'élément français, les chiffres ci-dessus donnent une proportion de granuleux plus grande qu'on ne l'aurait supposé par rapport aux autres. Mais il est essentiel de remarquer que tous ou presque tous les Français se font soigner dès le début du mal, de telle sorte que le pourcentage indiqué est à peu près absolu tandis qu'il est approximatif pour les autres catégories. Beaucoup parmi ceux que nous avons examinés nous ont paru affecter la forme chronique du trachôme et en général, chez eux, les complications sont rares. Et cependant combien sont encore victimes de leur insouciance ou de leur ignorance ! Telle, cette famille de cinq personnes, le père, la mère et trois enfants, venue de la Drôme aux environs de Bône et qui, au bout de deux mois, avait déjà payé un large tribut au fléau : le père et un enfant étaient aveugles, deux enfants perdaient un œil, la mère seule restait indemne.

De tous les Européens, les plus prompts à contracter le mal sont, sans contredit, les Espagnols. D'abord beaucoup d'entre eux arrivent d'Espagne déjà granuleux : puis, pauvres

pour la plupart, vivant mal dans les quartiers les plus insa-
lubres des villes et dans des conditions d'hygiène déplorables,
ceux qui sont indemnes ne tardent pas à être contaminés à
leur tour. Ils constituent, dans la province d'Oran en particulier, un foyer d'infection permanent.

Les Italiens paraissent, d'après les chiffres, jouir d'une
immunité relative, difficilement explicable d'ailleurs, car lorsqu'on a visité les taudis dans lesquels se presse la population italienne à Bône, dans le vieux Tunis, près de la porte
de France, à Sousse ou à Bizerte, on ne peut l'attribuer à leur
propreté.

Quant aux autres Européens, ils sont moins atteints, les
uns, parce qu'ils observent mieux les règles de l'hygiène, les
autres, parce qu'ils comprennent la nécessité de se soigner de
suite, d'autres enfin parce qu'ils vivent à la campagne, loin
des agglomérations.

Les nègres sont rarement granuleux dans leur pays d'o-
rigine : les auteurs sont unanimes à le constater. Le Docteur
Legrain (1) qui a observé les nègres amenés chaque an-
née du Soudan à El Oued a noté « que les petits nègres ont
« des granulations beaucoup moins exubérantes et se com-
« pliquant moins facilement de taies, etc., que la race des
« Souafa. Les nègres aveugles sont plus rares que les
« Souafa aveugles. » « Il ne nous a pas été donné de cons-
« tater beaucoup de granuleux chez les nègres, dit le Docteur
« Sagrandi (2). Aux visites il s'en présente peu avec cette
« maladie. On en rencontre peu en ville atteints de lésions
« consécutives au trachôme. »

Cependant, il y a lieu de faire des réserves : les nègres

(1) LEGRAIN. — Travaux du Comité d'Etudes, etc. 1894.
(2) SAGRANDI. — Travaux du Comité d'Etudes, etc. 1894.

habitant les villes du littoral sont très souvent granuleux.
Nous en avons rencontré aussi bien chez les négrillons pittoresques qui animent les rues d'Alger, qu'à Kairouan ou à Gabès où les nègres sont assez nombreux. Ce qui est probable c'est que la race noire supporte mieux le trachôme et est moins sujette aux complications que la race blanche. Dans le Sud, le nègre est nomade et son immunité tient sans doute à son genre de vie, car une fois implanté dans une ville, où il vit au milieu d'une population contaminée, il n'échappe pas à la contagion.

Sexe. — L'influence du sexe sur le développement de l'ophtalmie granuleuse est assez difficile à déterminer exactement, surtout chez les Arabes et les Kabyles. Il est rare en effet que chez eux, un médecin européen soit appelé à donner ses soins aux femmes. Par le petit nombre qu'il nous a été possible d'examiner, soit isolément, soit à l'hôpital, nous avons pu constater qu'elles étaient au moins aussi atteintes que les hommes. Certains auteurs affirment qu'elles le sont davantage. Vivant surtout à la maison ou sous la tente, en compagnie des enfants qui, s'ils ne sont déjà granuleux ne tardent pas à le devenir en jouant ensemble ou en fréquentant l'école, elles ont moins de chances d'être épargnées par le mal. Et ce qui prouve bien que leur façon de vivre influe considérablement sur le développement de l'affection, c'est que chez les Chambaa nomades du Sud, la femme qui vit beaucoup plus au dehors est bien moins souvent contaminée que dans le Nord. Même remarque en ce qui concerne les Mauresques, les Juives et les Européennes.

Age. — Ce qui est incontestable, c'est la très grande fréquence des granulations chez l'enfant. De tous côtés la contagion le guette : dans la famille, il reçoit les granulations de ses parents ; à l'école, de ses camarades, et, bien que le pourcentage exact n'ait pas été fait, du moins à notre connaissance, nous croyons qu'il n'est pas exagéré d'établir que parmi les enfants de la classe pauvre, nés et élevés en Algérie, et ayant plus de 2 ans, 6 sur 10 sont granuleux. C'est la proportion que nous avons rencontrée en examinant les yeux de plus de 300 enfants de 2 à 15 ans, pris au hasard.

Nous avons aussi cherché à déterminer l'âge à partir duquel ils avaient le plus de chances d'être atteints et nous avons noté qu'avant l'âge de 6 mois les granulations étaient rares. Nous en avons rencontré cependant, et de très nettes, chez un enfant de 2 mois, mais c'est là une exception et nous ne pensons pas que nos confrères Algériens aient une autre opinion à cet égard. Nous avons été à même de passer en revue les yeux d'un certain nombre de nouveau-nés : chez plusieurs nous avons trouvé de l'ophtalmie purulente, mais pas de granulations.

C'est surtout chez l'enfant à partir de 5 ans et chez l'adulte que le trachôme évolue avec le plus de violence. Les vieillards n'ont guère que la forme chronique avec poussées subaiguës.

Profession. — De toutes les professions exercées par les granuleux, celles qui nécessitent un séjour prolongé à l'atelier ou à la chambre sont aussi celles qui favorisent le plus activement le développement du trachôme et ses complications, et la preuve en est dans l'immunité relativement grande dont jouissent les nomades. Ils ont des conjonctivites catarrhales, purulentes même, provoquées soit par le vent,

soit par la lumière, soit par le sable, mais peu de granulations.

Ajoutons que l'armée d'Algérie et le corps d'occupation de
Tunisie sont à peu près indemnes du mal. Ce qui, soit dit en
passant, prouve l'efficacité des mesures prophylactiques énergiques et constantes prises par les médecins militaires pour
empêcher la contagion : ajournement ou réforme des recrues
atteintes de granulations, hygiène collective et individuelle
rigoureuse, isolement de tout cas de conjonctivite, même
léger.

Habitat. — Ainsi qu'il était aisé de le prévoir, étant
donnée l'insouciance de la plus grande partie de la classe
pauvre touchant les règles de l'hygiène, nous avons constaté que l'ophtalmie granuleuse sévissait avec la même intensité, toutes choses étant égales d'ailleurs, dans les plus petits
villages et dans les grands centres. — Partout la promiscuité
la plus inconsciente, partout le mépris de la plus élémentaire
propreté frappent l'observateur.

Au point de vue pittoresque, rien n'est plus agréable à l'œil
que ces jolies maisons arabes avec leurs murs blanchis à la
chaux, leurs fenêtres minuscules et la forme si gracieuse de
leurs lignes; rien n'est plus attrayant que ces villages kabyles perchés, comme des nids d'aigles, sur les plus hauts som-
mets des contreforts du Jurjura, avec leurs murs de pierres
blanches et leurs toits de tuiles rouges; rien n'est plus curieux
que ces agglomérations de huttes primitives faites de terre
glaise et de torchis, que l'on trouve aussi bien sous les murs
de Tlemcen qu'à Vieille Biskra et à Touggourt. Malheureusement, le spectacle gagne à n'être vu que de loin, car l'intérieur de ces maisons est un véritable défi à l'hygiène. En-

trons dans une maison arabe : la lumière pénètre par le haut d'une cour intérieure ou par la porte que ferme le plus souvent un rideau de couleur. Une fraîcheur des plus agréables y règne par les plus grandes chaleurs; mais fréquemment aussi une odeur *sui generis*, que masquent à peine les parfums répandus parfois en l'honneur du visiteur, ne décèle que trop le mépris professé pour l'aération et les lavages. Dans une ou deux pièces, à peine éclairées, sont, pêle-mêle, hommes femmes et enfants : dans un coin sont les nattes ou le matelas de couleur indécise servant de lit de repos, dans un autre les primitifs ustensiles de cuisine contenant les traces encore très apparentes du dernier repas. La terre battue forme le plancher ou de grandes dalles mal jointes recouvrent le sol qui depuis des années et des années absorbe chaque jour d'innommables liquides qu'aucune canalisation n'a jamais conduits au dehors.

En Kabylie, nous avons vu dans une maison habitée par cinq personnes la partie aqueuse des déjections des animaux mal abrités dans une cour étroite, pénétrer entre les pierres mal jointes du mur et venir suinter à l'intérieur. Le plus souvent les provisions, dattes, grains, farine, fruits, séjournent dans des jarres de terre et moisissent en quelque coin obscur. Pas d'air, pas de lumière, pas d'eau, telle est la triple caractéristique de l'intérieur pauvre, arabe, juif ou kabyle, en Algérie aussi bien qu'en Tunisie.

C'est surtout en Kabylie que nous avons été frappés de cet état de saleté vraiment répugnant en certains endroits. Les villages Kabyles qui semblent, par leur situation, si faciles à aérer et à tenir propres offrent au contraire le type de la maison sale. Les habitants eux-mêmes, paresseux et misérables, sont la plupart du temps, couverts de vêtements sordides. Pas de chaussures le plus souvent, une *thadjellabt* ou longue chemise de couleur indécise et un burnous depuis longtemps « isabelle », voilà pour le costume masculin. Le lavage amène, avec le temps, l'usure, et le Kabyle redoute cette éventualité par-dessus tout. La femme Kabyle est peut-être plus travailleuse, mais d'une propreté tout aussi douteuse.

Comment, dans de telles conditions, s'étonner qu'une affection aussi contagieuse que le trachôme se dissémine facilement et, une fois installée dans une demeure, ne la quitte plus pendant des générations?

Nous n'avons, bien entendu, voulu parler ici que de la partie nécessiteuse de la population indigène, car l'Arabe riche vit aujourd'hui presque à l'Européenne et se conforme de plus en plus aux règles de l'hygiène les plus modernes.

Mais ce ne sont pas seulement les indigènes dont la promiscuité et la misère favorisent le développement des granulations. Les Espagnols à Oran et à Alger, les Italiens à Bône et à Tunis vivent aussi misérablement. La plupart ne gagnent que de maigres salaires, ont une nombreuse progéniture et sont, par suite, portés à s'entasser dans des maisons où l'air et la lumière sont rares. Chez tous, on trouve le même mépris de la propreté, la même indifférence pour tout ce qui pourrait constituer une barrière contre les agents de contage, quels qu'ils soient.

Ne quittons pas encore cette population pauvre des villes et supposons qu'une famille ait échappé à la contamination. Les enfants sont indemnes : ils avancent en âge; on les envoie à l'école. Ils ne tardent pas à s'y infecter et rapportent chez eux le germe du mal dont on avait jusque là pu les préserver. L'école! Voilà le grand et le principal foyer de la con-

tagion trachomateuse. Malgré tous les efforts de nos confrères algériens, malgré les mesures parfois héroïques déjà pro-
posées, le mal persiste et il est effrayant. Nous y reviendrons
d'ailleurs en parlant de la prophylaxie.

Un autre important foyer sur lequel on ne nous paraît pas
avoir suffisamment insisté encore est l'hôpital. Il est assuré-
ment difficile d'isoler toutes les maladies contagieuses, et il
ne faut pas demander à l'Algérie ce qu'on ne peut obtenir
dans la Métropole. Mais notre devoir est de signaler le danger
partout où nous le rencontrons, et nous dénonçons l'hôpital.
Nous pourrions en nommer plusieurs où les salles basses et
mal aérées, les lits trop rapprochés et l'encombrement permanent constituent un excellent milieu pour la diffusion du
mal. Citons seulement celui d'une petite ville de l'intérieur,
dans laquelle s'alignent en quinze lits, séparés les uns des autres par un étroit passage de 60 centimètres, huit granuleux
subissant une poussée aiguë, trois malades non granuleux
(pneumonie, fracture, fièvre typhoïde) et quatre malades en-
trés pour d'autres affections, mais porteurs de granulations
chroniques. Une telle promiscuité se prolongeant parfois pendant plusieurs semaines, les mouches, les objets de pansement, la communauté des soins ne tardent pas à rendre iné-
vitable la propagation du mal. Ajoutons à cela que le plus
souvent les femmes entrent à l'hôpital avec leurs enfants,
granuleux ou non, et que ceux-ci, par les jeux en commun,
sont contaminés à leur tour.

Si, en outre de ces deux grands foyers d'infection, nous
mentionnons, sans y insister, les ateliers, les bureaux, les
ouvroirs, les navires, les voitures publiques, les bains et
les cafés maures, les souks, les orphelinats, etc., nous au-
rons signalé les multiples agglomérations où peut se con-

tracter l'ophtalmie granuleuse, où elle peut passer à l'état aigu quand elle n'existe qu'à l'état subaigu ou chronique.

Constitution médicale. — La constitution médicale joue un rôle important, soit en favorisant la réceptivité individuelle, soit en aggravant l'affection. Parmi les diathèses dont il faut tenir compte, nous citerons en première ligne : la scrofule et le lymphatisme. Ce sont les plus répandues et, chez les Juifs indigènes en particulier, indépendamment des circonstances accessoires déjà signalées, le lymphatisme est une des causes qui explique la fréquence et la gravité des complications notées dans cette partie de la population.

La syphilis, cette autre plaie de l'Algérie, surajoute souvent ses lésions secondaires ou tertiaires à celles produites par le trachôme et en aggrave nécessairement le pronostic.

Enfin, en dehors des grandes diathèses, les affections catarrhales de l'œil, si répandues dans une région où la chaleur, le vent et le sable jouent un rôle considérable, les conjonctivites rhumatismale et blennorragique ouvrent largement la porte à l'infection granuleuse.

Agents de dissémination. — D'après la plupart des confrères algériens qui se sont occupés de la question et d'après nos expériences personnelles, il ne semble pas que la granulation torpide, chronique, soit contagieuse. Mais aussitôt que survient une poussée aiguë, aussitôt que l'élément pathogène se trouve libéré et mêlé aux sécrétions catarrhales ou purulentes de l'œil, alors entrent en jeu d'innombrables agents de transmission dont nous ne retiendrons que les principaux. Les vêtements, les linges de toilette, la literie, les objets de pansement dont la destruction est loin

d'être toujours pratiquée, sont parmi les plus importants.
Les poussières en suspension dans l'air ont été incriminées,
et il est possible qu'en certains cas elles aient transporté
avec elles et ensemencé le germe infectieux. Mais ce qui est
indiscutable, c'est la diffusion du poison trachomateux par les
insectes et surtout par les mouches. Il n'est pas de village,
pas de route, où, en Algérie et en Tunisie, on ne voie des
enfants et même des adultes, portant, appendues au bord
libre de leurs paupières closes, turgescentes, agglutinées
par le pus, de véritables grappes de mouches : il n'est pas
rare d'en trouver quinze ou vingt pressées les unes contre les
autres, sur un même œil.

Que de fois nous avons vérifié, au cours de nos pérégrina-
tions, ce fait que le Professeur Brouardel nous avait signalé
et dont il avait été frappé pendant son séjour à Biskra : l'indifférence des malades pour ces hôtes importuns! Ils tolè-
rent pendant des heures, sans avoir un mouvement d'impa-
tience, ce contact énervant que nous ne supporterions pas,
même un instant. Ces mouches, les pattes et le suçoir char-
gés de pus, transportent un peu partout la semence granuleuse et constituent ainsi un des plus dangereux modes de
propagation du mal.

Nous en avons terminé avec l'étude des éléments si divers
qui constituent l'Étiologie générale du trachôme en Algérie
et en Tunisie. Soit que nous ayons constaté par nous-même
les faits que nous avons relatés, soit que nous ayons sim-
plement reproduit les observations de nos confrères algériens, nous avons formulé des constatations qu'il est facile
de contrôler et qui ne peuvent prêter qu'à des discussions de
détail.

Nous pourrions nous en tenir là; mais nous estimons que

notre travail serait incomplet car nous avons prononcé le mot de contagion qui éveille nécessairement l'idée d'un agent pathogène. Cet agent, bacille ou bactérie, quel que soit le nom qu'on lui donne, a déjà provoqué des travaux considérables que nous résumerons rapidement afin d'établir, dans une vue d'ensemble, l'état actuel de la question.

Nous-même avons tenté d'apporter notre modeste pierre à l'édifice : mais malgré de patientes recherches poursuivies pendant plusieurs mois et dont nous donnons le résultat sous forme de conclusions, nous n'avons pu réussir à isoler le bacille du trachôme dont l'existence cependant ne fait pour nous aucun doute.

2. — ETIOLOGIE SPÉCIALE.

Recherches bactériologiques. — Un peu partout, dans ces vingt dernières années ont été entreprises, concernant la bactériologie de la conjonctivite granuleuse de nombreuses investigations dont les résultats ont été diversement interprétés, suivant les expérimentateurs et aussi suivant les pays où elles ont été faites. C'est ainsi que successivement on a attribué un rôle pathogène à un *diplocoque* (Koch, qui a aussi trouvé d'une manière constante dans le pus un fin bacille, Michel, Kocherski, Staderini, Boucheron); à un *staphylocoque* (Widmark, Kucharsky); — à un *microcoque* (Poncet, Sattler, Leber, Haab); *à un streptocoque* (Leroux); à une *bactérie très tenue* (Weeks).

Divers auteurs croient à la spécificité du *gonocoque*.

Müller, de Vienne, et Lawson, de Londres, ont pratiqué des recherches dont les résultats incertains ne leur ont pas permis de conclure.

En 1896 le Dr Cazalis, de Montpellier, avait cru pouvoir attribuer au *Streptothrix Fœrsteri*, déjà étudié par Roux en 1892, qui l'avait rencontré dans les eaux d'alimentation, un rôle prépondérant dans la pathogénie du trachôme. Ses expériences dirigées avec la plus grande rigueur scientifique, l'ont conduit à reproduire artificiellement une pseudo-tuber-

culose généralisée qu'il est impossible d'identifier à la granulation trachomateuse. Il est arrivé, par inoculation de
culture de ce *Streptothrix* symbiosé avec un microcoque
dont on ne peut le séparer, à produire des lésions inflammatoires assez vives de la conjonctive et de la kératite superficielle : mais le tout disparaissait rapidement avec quelques
lavages à l'eau boriquée.

En résumé, on a trouvé un peu de tout dans le trachôme
et chacun a pu citer des résultats positifs d'inoculation : mais
à côté de quelque rares succès, trop d'insuccès ont empêché
d'affirmer la découverte du bacille pathogène.

Nous avons repris pour notre compte un certain nombre
d'expériences : nous avons fait des cultures sur différents
bouillons, pendant des temps et avec des températures varia-
bles ; nous avons pratiqué de nombreuses inoculations à des
lapins, à des cobayes et des chiens : nous nous sommes
servis tantôt du liquide sécrété, tantôt du contenu même
de la granulation. Entrer dans le détail des manipulations
auxquelles ont donné lieu nos recherches serait fastidieux.
Nous préférons en énoncer les résultats en quelques propositions qui nous paraissent devoir constituer l'état de la question à l'heure actuelle. Nous espérons que les recherches
futures confirmeront ces conclusions.

Conclusions. — 1° — Il existe un bacille spécifique de
l'ophtalmie granuleuse.

2° — Ce bacille n'est pas encore découvert.

3° — C'est dans la granulation même qu'il faut le chercher et non pas seulement dans les sécrétions.

4° — Au point de vue bactériologique, on peut diviser
l'ophtalmie granuleuse en trois formes principales, suivant

la prédominance de tel ou tel agent infectieux : — à *staphy-locoques* — rare chez les enfants, fréquente chez les adultes, peu virulente ; — à *streptocoques*, forme très intense, très contagieuse, amenant rapidement des complications de voisinage ; — à *bacilles* ayant beaucoup d'analogie avec le *bacil-le de Weeks*, mais s'en différenciant en ce qu'il *ne réduit pas le Gram* et qu'il ne vient *que sur serum*, bacille non spécifique.

Dans ces trois formes, mais accessoirement, on peut trouver des microcoques, des diplocoques, des bactéries, des gonocoques.

5° — Le *gonocoque* se rencontre parfois dans les sécrétions conjonctivales du trachôme, mais il n'existe pas dans la granulation même. Nous citerons à l'appui de cette affirmation l'expérience suivante : chez deux granuleux dont les sécrétions conjonctivales renfermaient de nombreux gonocoques, nous avons, après antisepsie de la surface de la conjonctive, excisé des granulations que nous avons broyées. En nous entourant de toutes les garanties possibles, nous avons injecté dans l'urètre de patients bénévoles le produit de la préparation : le résultat fut négatif.

Telles sont nos conclusions. Leur résultat nous paraît devoir encourager de nouvelles études et nous comptons bien leur donner une suite que justifient assez les avantages qu'en retireraient la bactériologie, la prophylaxie et la thérapeutique du trachôme.

II. — PROPHYLAXIE

Qu'il y ait autant ou moins de granuleux qu'autrefois en Algérie, peu importe au point de vue prophylactique. Ce qui est certain c'est qu'une grande partie de la population (plus de la moitié) est contaminée et nous n'exagérons rien en affirmant que la conjonctivite granuleuse est un véritable fléau pour la colonie.

Le nombre de borgnes ou d'aveugles incapables de travailler ou impropres au service militaire est considérable et il faut que le mal soit bien profondément enraciné pour que, malgré toute sa science, malgré toute son autorité, malgré tout son dévouement, le corps médical civil et militaire Algérien ne soit arrivé qu'à atténuer bien faiblement le mal. « L'ophtalmie granuleuse gagne en étendue et en gravité : « le pronostic est inquiétant pour l'avenir, dit le Dr Bordo, de Cheragas. (1)

On a fait beaucoup déjà pour l'enrayer : médecins civils, médecins militaires, médecins de colonisation, médecins indigènes rivalisent d'ardeur pour le combattre. Tous connaissent le mal et sa thérapeutique, mais il leur manque un appui efficace: celui de l'Administration.

Ce n'est pas que celle-ci, de son côté, n'ait rien fait : elle a organisé des inspections dans les écoles, dans les grandes

---

(1) Bordo. — Loc. cit.

agglomérations, elle a institué des dispensaires où les pauvres reçoivent les soins les plus éclairés. « Comment, dira-t-on, « avec un tel concours de bonnes volontés, n'obtient-on « pas de résultats plus considérables? »

C'est que tous ces efforts sont isolés, qu'il n'y a pas synergie dans l'action répressive, qu'il n'existe aucune sanction contre l'incurie des malades.

C'est, ensuite, que toute une catégorie de granuleux est rebelle aux soins médicaux. Tels d'entre eux croient encore qu'il faut éviter d'avoir recours aux médecins « parce qu'ils « brûlent les yeux des malades ».

Il faudrait *forcer* toute une classe de gens à se soigner.

Et la liberté individuelle? Nous n'hésitons pas à dire qu'il faut lui faire violence et établir une série de pénalités contre tout granuleux dont les yeux sont un danger pour ceux qui l'entourent. Comment, on n'hésite pas à mettre en quarantaine des villages entiers lorsqu'y sévit une épidémie de morve ou de peste bovine? On isole les varioleux, les cholériques sans leur demander d'autorisation, et on n'agirait pas de même envers ceux qui, réfractaires à tout enseignement et à tout conseil éclairé, continuent à répandre autour d'eux le mal dont ils sont atteints?

Mais ici la situation se complique. Qui va prendre cette décision? Est-ce le médecin traitant? il n'a aucune autorité pour le faire. S'il réclame le secours de l'Administration, ou celle-ci le lui refuse, et alors ses efforts restent stériles, ou elle le lui accorde, et alors il soulève contre lui, dans le rayon où il exerce, des inimitiés et des haines qui auront fatalement un contre-coup sur sa situation. Est-ce l'Administration? elle n'a pas la compétence voulue pour agir en connaissance de cause.

Un jeune confrère, établi dans une importante ville du lit-

toral, nous contait ses déboires : « J'avais, nous dit-il, dans
« ma clientèle une famille nombreuse. Un jour, un des enfants
« qui allait à l'école eut une poussée aiguë de conjonctivite
« granuleuse. Je conseillai aux parents de le garder chez
« eux, car il pouvait infecter ses condisciples. On ne tint au-
« cun compte de mes observations. J'allai trouver l'instituteur
« et lui conseillai de ne plus recevoir l'enfant, ce qu'il fit
« aussitôt. Ce fut un tollé général : la famille en cause me
« quitta en me reprochant amèrement d'empêcher son en-
« fant de s'instruire et chercha dès lors à me nuire par tous
« les moyens possibles ».

Voilà où en sont les choses ; si un médecin n'écoutant que
sa conscience, tente, par son initiative privée, d'enrayer le
mal, il compromet sa position et l'Administration ne lui prête
aucun appui, ne lui fournit aucun dédommagement.

Ce qui se produit pour l'écolier, se produit également
pour l'ouvrier, pour l'employé. Ils ne peuvent perdre une
heure ou deux de salaire pour se faire soigner et le patron
exige qu'ils lui donnent tout leur temps, puisqu'il les paie.

Si, à l'impuissance du médecin dans la plupart des cas,
nous ajoutons le mépris pour l'hygiène générale que profes-
sent encore certaines municipalités, la surveillance insuffi-
sante exercée sur certains ateliers, bureaux, etc. où l'encombrement est la règle, l'ignorance du plus grand nombre en
ce qui concerne le mal et ses complications, nous nous ren-
drons compte des difficultés qu'il faut surmonter pour établir
une prophylaxie utile.

Que faire ?

Nous le répétons, le corps médical algérien tout entier est
prêt : c'est à l'Administration d'agir.

Le professeur Bruch, d'Alger, pensait, en 1894, que toutes les mesures à prendre se résumaient en ceci :

« 1° Une circulaire de M. le Gouverneur général de l'Algé-« rie invitant les municipalités à s'entendre avec les méde-« cins civils ou militaires de la localité pour toutes mesures « pouvant améliorer les conditions d'hygiène publique et pri-« vée des communes.

« 2° Une circulaire de M. le Recteur de l'Académie d'Al-« ger, invitant les chefs d'institution de l'instruction publi-« que européens et indigènes à se conformer aux conseils et « prescriptions des médecins pour tout ce qui concerne *la* « *vue* des écoliers (1). »

Nous ne pouvons qu'approuver l'esprit et la lettre de ces circulaires, mais nous nous refusons à partager l'optimisme du professeur Bruch en ce qui touche leur efficacité. Le sort de bien des circulaires n'est-il pas de devenir lettre morte au bout d'un temps plus ou moins long ! Et puis, admettons que les municipalités et les chefs d'institution se conforment à ces instructions, tous leurs efforts resteront stériles s'ils sont obligés d'entrer en lutte avec une population incrédule ou hostile.

A notre avis, la tâche est plus ardue, et les moyens à em-ployer doivent par suite être plus nombreux et plus énergi-ques.

Il faut, avant tout, faire l'éducation du public et principa-lement de la classe pauvre, en ce qui concerne l'hygiène collective, individuelle et spéciale pour prévenir le trachôme.

« Il faut, comme l'a dit excellemment le Dr Thiébaut (2), par « tous les moyens lui rappeler les dangers que courent les

(1) In Travaux du Comité d'études, etc., août 1894,
(2) THIÉBAUT. — Loc. cit.

« granuleux, par voie d'affichage dans les communes, article
« additionnel sur les livrets de mariage, conférences faites
« dans les écoles, de façon à frapper l'esprit par de doulou-
« reux exemples, etc. » Et c'est ce que malheureusement on
néglige trop de faire.

Qu'importent les circulaires, si le public ne connaît pas le
mal, s'il n'est pas convaincu qu'il guérira à coup sûr en se
soignant en temps utile et avec persévérance. Nous aurions
voulu rencontrer dans les écoles, dans les ateliers, dans tous
les endroits très fréquentés et dans tous ceux où il y a agglo-
mération habituelle des affiches avec, au besoin, des figures,
d'une compréhension facile, destinées à montrer le mal et
ses complications. Les instituteurs, dans leur sphère, les
médecins, partout, répondront aux espérances que l'on est
en droit de fonder sur leur concours, mais encore faut-il
qu'ils soient assurés que leurs efforts seront, avec l'appui de
l'Administration, couronnés de succès.

Lors donc que l'enfant à l'école, l'adulte à l'atelier et dans
la rue, par une large publicité, seront bien avertis, qu'ils
comprendront de quelle importance est pour eux l'observation des règles hygiéniques les plus élémentaires, lorsque les
municipalités auront accompli tout leur devoir, que restera-
t-il à faire? Prendre deux mesures radicales et nécessaires :

1° Isoler complètement, impitoyablement tout granuleux
subissant une poussée aiguë et procéder à la désinfection
obligatoire des locaux occupés par lui.

2° Instituer un corps d'Inspecteurs et d'Inspectrices ayant
pour mission unique de combattre la dissémination du tra-
chome.

Examinons ces deux propositions.

I. ISOLEMENT.— L'exécution de la première mesure soulèverait sans doute des objections, mais il faudrait passer outre et n'avoir en vue que le but à atteindre. Nous ne prétendons pas isoler tous les granuleux, mesure irréalisable. Nous voulons seulement empêcher celui qui est atteint d'une poussée aiguë, celui dont les conjonctives sécrètent le liquide porteur de l'agent de contage, d'infecter ses camarades ou ses condisciples. Il est d'ailleurs bien établi aujourd'hui que « le voisi-« nage des granuleux n'est réellement dangereux que lorsque « les conjonctives sont en suppuration (1) ». Nous ne voulons pas que le remède soit pire que le mal.

On a proposé, dans ce but, la création de lazarets scolaires où les petits granuleux seraient instruits par des maîtres spéciaux et sortiraient à d'autres heures que les élèves restés indemnes. Nous ne nous arrêterons pas à cette proposition, car indépendamment du surcroît considérable de dépenses qu'entraînerait une telle mesure, elle serait inefficace. Personne en effet ne pourrait empêcher les enfants de jouer ensemble, et par conséquent de se contaminer, en dehors des heures officielles.

Avec le système que nous proposons, les mesures à prendre seraient les suivantes : l'Inspecteur passerait à intervalles réguliers la visite des yeux de tous les écoliers de sa circonscription. S'il trouvait une conjonctivite purulente, d'origine granuleuse ou non, il ordonnerait l'exclusion immédiate de l'école. Il remettrait à l'enfant une fiche sur laquelle le médecin traitant, auquel il serait tenu de s'adresser, marquerait le début et la fin du traitement. L'Inspecteur pourrait seul autoriser la réintégration de l'élève. Celui-ci, pendant tout son traitement, resterait chez ses parents, sauf aux heures que nécessiterait sa présence chez le médecin, devrait avoir

---

(1) PAUL. — *Loc cit.*

les yeux couverts d'un bandeau et il lui serait interdit de fréquenter d'autres enfants. Les parents, responsables, seraient frappés d'une sanction pénale (amende de simple police art. 471, 475, et 479 du C. Pénal.) en cas de contravention aux mesures édictées. Après le traitement, le logement des parents serait désinfecté d'urgence par les soins de la municipalité.

Les ateliers et les bureaux seraient également visités dans les mêmes conditions par les Inspecteurs. Les patrons seraient tenus de déclarer immédiatement les cas survenant chez leurs ouvriers ou leurs employés en dehors des inspections. Chaque fois que passerait l'Inspecteur, les granuleux en traitement devraient présenter la fiche qui leur aurait été remise au début du traitement afin d'établir qu'ils sont soignés régulièrement. Lorsque le médecin traitant certifierait qu'ils ne peuvent plus porter avec eux la contagion, ils seraient de nouveau admis à reprendre leur travail.

Toute contravention recevrait une sanction pénale.

Certains malades nécessiteux pourraient toucher une indemnité pendant leur chômage : l'Inspecteur serait chargé d'en déterminer le montant. Dans des cas particuliers, ils pourraient être hospitalisés.

II. INSPECTION. — Les Inspecteurs que nous proposons de créer seraient choisis parmi les médecins et aussi parmi certaines personnes offrant toutes les garanties désirables d'honorabilité : anciens magistrats, officiers ou sous-officiers, instituteurs, etc. Ils pourraient être nommés au choix ou au concours, concours spécial portant sur le sujet dont ils auraient à s'occuper exclusivement. Leur rôle se bornerait à visiter les écoles, les ateliers, les bureaux, les manufactures, etc., employant un certain nombre d'ouvriers ou d'employés.

Il pourrait être créé des postes d'Inspectrices pour les écoles de filles et les ateliers employant des femmes.

Ces inspections seraient faites à des époques déterminées par l'Administration, à laquelle l'Inspecteur devrait fournir des rapports périodiques.

L'Algérie et la Tunisie seraient divisées en un certain nombre de circonscriptions à chacune desquelles seraient attachés un ou deux Inspecteurs. Ceux-ci dans leurs rapports signaleraient les infractions commises à leurs prescriptions : l'autorité judiciaire ou administrative serait chargée d'appliquer les amendes et d'en assurer le recouvrement.

Leur composition mixte serait rendue nécessaire par l'impossibilité de les composer uniquement de médecins ; mais ceux-ci seraient toujours choisis de préférence. Ils ne pourraient en aucun cas se livrer à l'exercice de la médecine.

Les Inspecteurs devraient recevoir un traitement assez élevé pour assurer leur complète indépendance.

Par cette création, on éviterait aux médecins traitants les vexations que nous avons signalées et qui paralysent leurs efforts ; on assurerait un service important que les pouvoirs publics ne sont pas préparés à remplir.

En un mot, ce que nous désirons, c'est la création de postes analogues à ceux qui existent déjà pour la surveillance du travail des femmes et des enfants dans les manufactures.

Voilà notre projet : nous le croyons parfaitement réalisable puisqu'un service analogue fonctionne déjà à la satisfaction de tous.

La plus grave objection qu'on y pourrait faire serait d'ordre financier. On nous dira que la colonie a déjà de très lourdes charges et qu'il lui est impossible d'en créer de nouvelles.

Nous répondrons que le chiffre des indemnités à attribuer aux ouvriers et employés malades et le traitement des Inspecteurs trouveraient facilement leur contre-partie :

1° Dans les amendes dont seraient frappés les contrevenants aux mesures édictées;

2° Dans le produit d'un *droit spécial* dont pourraient être frappées les nombreuses caisses d'absinthe ou d'apéritifs divers dont sont encombrés les ports d'Algérie et de Tunisie. Les tabacs algériens supporteraient de leur côté très aisément un léger impôt dont le dégrèvement se ferait d'ailleurs insensiblement au fur et à mesure de l'extinction du mal. A tous les points de vue, la santé publique profiterait de ces mesures.

3° Dans le bénéfice qui résulterait pour l'Assistance publique de la diminution des victimes du trachôme qu'elle est constamment obligée de secourir.

4° Dans la diminution des non-valeurs que la perte d'un œil ou des deux yeux rend impropres, soit à certains travaux, soit au service militaire.

C'est après avoir acquis la conviction que les demi-mesures actuellement en vigueur ne donnent que les résultats les plus décevants, que nous avons cru faire œuvre utile en proposant la mise en action de moyens énergiques pour endiguer l'extension du mal. Déjà la caserne est à l'abri de l'ophtalmie granuleuse. Quand l'école et l'atelier en seront à leur tour préservés, la prophylaxie aura fait un immense progrès dont les bienfaits ne tarderaient pas à se faire sentir. Que l'Administration veuille bien prendre en considération notre projet, qu'elle en réglemente les détails et que, si elle le trouve réalisable, elle agisse rapidement ; tout dépend d'elle.

III. — TRAITEMENT

Nous n'avons pas l'intention de passer en revue les innombrables traitements tentés contre le trachôme non plus que tous ceux proposés par les ophtalmologistes qui se sont occupés de la question. D'abord la thérapeutique varie suivant la période d'évolution de la maladie, suivant sa forme, suivant la nature de ses complications et aussi suivant le terrain présenté par le malade. Tous nos confrères d'Algérie et de Tunisie, qui vivent au milieu du mal, qui ont appris à en combattre les modalités si diverses, sont au courant des dernières méthodes thérapeutiques et avec des ressources souvent fort restreintes, font des prodiges. Ceux d'entre eux qui ont eu la bonne fortune de suivre l'enseignement de la clinique ophtalmologique d'Alger, où les granuleux abondent, sont, pour la plupart, des oculistes distingués.

Bien souvent le malade qui se présente à eux a déjà été soigné au moyen de panacées populaires, en général inoffensives, ou par des guérisseurs, ce qui est plus grave. Un remède qui jouit, dans le peuple, d'une grande vogue est la *Poudre de St-Antoine*, que pour quelques sous leur cède le pharmacien : ce n'est autre chose que du sulfate de cuivre pulvérisé dont le malade fait une solution pour se laver les yeux. L'*Eau des Télégraphes* provenant de vieilles piles et contenant surtout du sulfate de zinc est aussi très recherchée contre les conjonctivites de toute nature. Dans certaines tri-

bus, chez les Beni-Smaïl, entre autres, aux environs de Bougie, les médecins arabes soignent le trachôme par des cauté-
risations avec le carbonate de cuivre qu'ils trouvent en
abondance dans la région. Tout cela n'est pas non plus très
efficace, car si la conjonctivite catarrhale s'en trouve bien, la
granulation y reste le plus souvent rebelle.

Le Dʳ Sagrandi(1) nous donne de curieux détails sur la façon
dont, dans certaines tribus arabes, on comprend le traitement
du trachôme.

« Ils commencent, dit-il, par saigner le malade aux deux
« mains en lui ouvrant une veine qu'ils appellent « ouscilem »
« et qui se trouve entre l'annulaire et l'auriculaire. Ils ou-
« vrent aussi une veine du front. La saignée est pratiquée
« deux fois par mois. Le malade ne doit manger que des
« aliments légers, autant que possible des légumes. On lui
« fait boire le jus de certains fruits qu'on a fait cuire dans de
« l'eau ; on fait aussi boire au malade la macération de dif-
« férents fruits ou légumes. On prescrit souvent l'usage
« interne de l'eau de rose.

« Les médecins arabes emploient quelquefois le grattage
« pratiqué avec un instrument spécial ou bien avec un frag-
« ment d'écume de mer ou bien encore avec des feuilles de
« figuier, du safran, du plomb brûlé, du cuivre fondu. Ils
« instillent souvent dans les yeux granuleux du fiel de chè-
« vre ou de porc. »

Cette part faite à l'empirisme, résumons rapidement les
traitements en usage actuellement dans notre colonie.

Malgré ses inconvénients, malgré ses détracteurs, le crayon
de sulfate de cuivre a encore de nombreux partisans. Il n'est

(1) SAGRANDI. — *Loc. cit.*

guère de médecin qui n'en ait constamment un dans sa trousse et ne s'en serve couramment : c'est que dans la forme légère, subaiguë, avec tendance aux poussées inflammatoires, il soulage assez rapidement. Malheureusement son action est fugace. Nous en dirons autant des solutions de sulfate de cuivre et de nitrate d'argent au $\frac{1}{100}$ ou au $\frac{1}{50}$, de sublimé au $\frac{1}{1000}$ et au $\frac{1}{500}$, du crayon de nitrate d'argent si fréquemment employés.

Mais dès que les granulations sont chroniquement enflammées, qu'elles sont douloureuses, qu'elles amènent de la photophobie avec poussées de conjonctivite catarrhale, c'est le massage à l'acide borique qui paraît entrer le plus couramment dans la pratique de nos confrères. Un certain nombre font précéder ce massage de scarifications légères.

Enfin, dans les formes graves, tous sont à peu près d'accord pour employer aujourd'hui le procédé de Sattler modifié par Abadie et par Darier: les scarifications profondes de la conjonctive avec brossage énergique au sublimé et canthotomie.

Comme moyens préventifs, tous indiquent les lavages à l'acide borique, antiseptique, qui, s'il n'est pas très actif, est, du moins inoffensif et peut être laissé dans toutes les mains.

Il va sans dire que chacun modifie ces différents traitements suivant ses conceptions scientifiques et aussi suivant les cas en présence desquels il se trouve, mais c'est la pratique la plus courante que nous avons résumée en ces quelques lignes.

Nous omettons à dessein de parler du traitement des complications du trachôme : il n'offre rien de spécial et son exposé nous entraînerait bien au-delà des limites que nous nous sommes assignées.

Nous osons espérer que cette modeste enquête faite avec impartialité ne sera pas tout à fait inutile. Elle n'a eu d'autre but que de solliciter de nouveau l'attention des pouvoirs publics sur un des fléaux qui désolent notre belle colonie et de leur suggérer un moyen pratique d'y remédier.

Puisse notre appel être entendu !

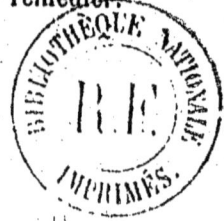

TABLE DES MATIÈRES

Avant-propos... 5

I, — Etiologie.. 9

  1, — *Étiologie Générale*...................................... 10
    Influences topographiques............................... 10
    Influences atmosphériques............................... 11
    Races.. 16
    Sexe... 22
    Age.. 22
    Profession... 23
    Habitat.. 24
    Constitution médicale.................................. 28
    Agents de dissémination................................ 28

  2, — *Étiologie Spéciale*..................................... 31
    Recherches bactériologiques............................ 31
    Conclusions.. 32

II, — Prophylaxie... 34

  1, — *Isolement*... 38
  2, — *Inspection*.. 40

III, — Traitement... 43

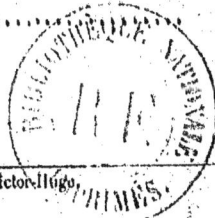

Poitiers. — Imp. BLAIS et ROY, 7, rue Victor-Hugo.

88./

www.ingramcontent.com/pod-product-compliance
Lightning Source LLC
Chambersburg PA
CBHW071756200326
41520CB00013BA/3280